RÉPONSE

A

MONSIEUR LE DR OLLIVIER

MÉDECIN EN CHEF

PROFESSEUR DE CLINIQUE MÉDICALE ET DE PATHOLOGIE INTERNE
A L'ÉCOLE NAVALE DE TOULON

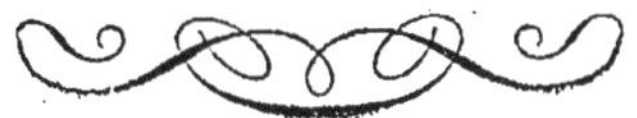

PARIS
LIBRAIRIE J.-B. BAILLIÈRE ET FILS
Rue Hautefeuille, 19, près le boulevard St-Germain

1878

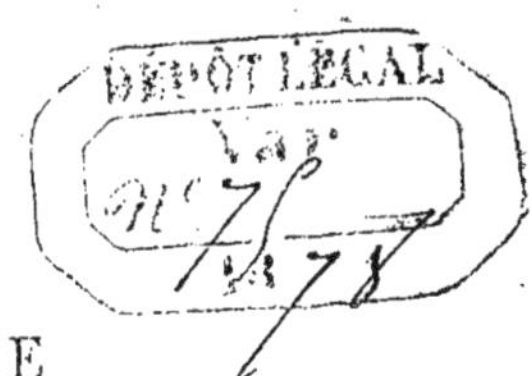

RÉPONSE

A

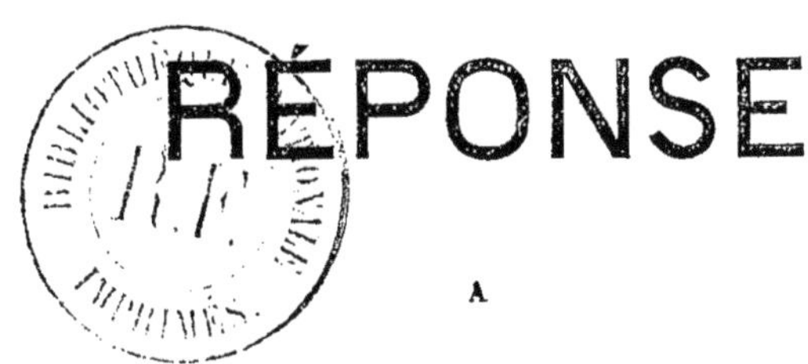

MONSIEUR LE DR OLLIVIER

MÉDECIN EN CHEF

PROFESSEUR DE CLINIQUE MÉDICALE ET DE PATHOLOGIE INTERNE
A L'ÉCOLE NAVALE DE TOULON

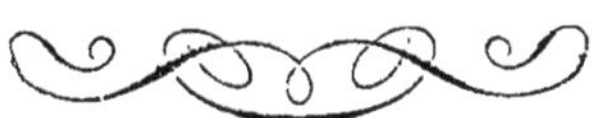

PARIS

LIBRAIRIE J.-B. BAILLIÈRE ET FILS
Rue Hautefeuille, 19, près le boulevard St-Germain

1878

DRAGUIGNAN

IMPRIMERIE GÉNÉRALE GIMBERT FILS, GIRAUD ET Cie

A MONSIEUR LE DOCTEUR OLLIVIER

PROFESSEUR DE CLINIQUE MÉDICALE ET DE PATHOLOGIE INTERNE

A L'ÉCOLE NAVALE DE TOULON

Invidia medicorum pessima.

MONSIEUR,

C'est *depuis peu* qu'il m'a été donné de lire le discours que vous avez prononcé devant le corps médical de la marine de Toulon contre l'homœopathie, et cette seule circonstance vous expliquera le retard que j'ai mis à vous communiquer l'impression que m'a fait éprouver cette lecture.

Je n'avais pas perdu le souvenir de celui de 1864. C'était splendide de langage, admirable de style, remarquable de fond. Avec un talent et une verve qui marquent incontestablement votre compétence dans les sciences naturelles et dans l'histoire de la marine, vous y présentiez un tableau parfait de tous les périls essuyés par d'habiles explorateurs, de toutes les richesses acquises par des savants intrépides.

Mais comment vous peindre la pénible surprise provoquée par votre dernier discours (1877) ? Vous y avez défiguré la vérité, et c'est cette vérité seule que j'ai à cœur de rétablir.

Depuis bien des années, les cinq parties du monde sont envahies par la nouvelle doctrine, et des publications multiples répandent partout la lumière. Je conçois que tout cela a dû troubler votre sommeil, surtout depuis que *l'un des vôtres* a essayé, à la sourdine, de rompre le cercle de fer, où vous avez l'habitude d'enserrer vos confrères, et que vous n'avez pu le ramener dans l'orthodoxie que... par les menaces de votre courroux.

Au surplus, ne le faites-vous pas clairement entendre dans ces lignes ? « Le *nombre un moment affaibli* (erreur profonde) *de ses* ADMIRATEURS *prend depuis quelques années un nouvel accroissement.* »

Vous me permettrez, donc, Monsieur le professeur, de vous adresser ces humbles pages écrites dans le seul but de faire ressortir tout ce que vous cachez d'artifice, de parti pris, d'ignorance frisant la mauvaise foi, sous le voile de la *sincérité*. (1)

II

Le point culminant de notre discussion est de savoir d'abord si l'homœopathie a un principe, une loi incontestable, pour examiner si c'est à tort ou à raison qu'elle est frappée d'ostracisme par les *facultés officielles*.

Hahnemann a fondé sa nouvelle méthode sur la loi des semblables ou d'analogie, ce qui revient à ceci : guérir sans danger, sans *secousse violente*, sûrement et agréablement.

Vous ne me contesterez pas que toute la science de la médecine consiste à étudier et à connaître les rapports naturels entre la maladie et les propriétés des substances médicamenteuses, dont on fait usage dans le but de guérir.

Un autre point essentiel à fixer est encore celui-ci, que pour

---

(1) En parlant *d'ignorance*, je n'entends faire allusion qu'à celle des lois de l'école homœopathique.

bien s'assurer des effets constants des propriétés d'un remède, il faut les obtenir de *l'expérimentation pure,* c'est-à-dire d'un essai fait sur un organisme sain. Ce n'est que par ce procédé que les résultats sont comparables et les chances d'erreur, considérablement atténuées. (*Héring, Hughes, L. Simon, Turrel, Chauvel, Chargé,* etc.).

C'est là une de ces vérités qui prennent toutes les proportions d'un théorème ; mais le *père de la médecine,* qui, ne vous en déplaise, était observateur plutôt que médecin, livré à lui-même, faisait amalgame de tout, et ses aphorismes contradictoires en maintes pages, ont ouvert le champ à tous les errements sous le souffle de Galien.

De là le rapport des *contraires,* le rapport de différence ou dissemblance.

Hahnemann, las de faire partie de la secte hasardeuse de ses confrères, et comme par une espèce d'intuition, s'arrêtant sur cet aphorisme — *iis ipsis a quibus morbi nascuntur, sœpe curantur,* — se prit à essayer sur lui-même — non *sans quelque danger* — pour connaître l'action des médicaments d'une manière positive. Il s'adjoignit des hommes en bonne santé, qui consentirent à se prêter à une opération, dont les conséquences devaient être si importantes pour l'humanité, et il débuta par le quinquina. Il eut lieu de constater que cette substance produisait sur l'organisme sain, des mouvements fébriles, les phénomènes de *l'intermittence, proportionnels à la dose ingérée.* En d'autres termes, elle faisait ressentir à l'homme bien portant, les mêmes affections morbides, pour la guérison desquelles elle avait été souvent employée.

Comme ce nouveau phare est destiné à faire pâlir tout le faux éclat des mille et un systèmes de l'école allopathique, vous et les vôtres vous vous acharnez gratuitement à ébranler cette première expérience par une dénégation qui ne fait honneur ni à votre érudition, ni à votre bonne foi.

Vous conviendrez, Monsieur le Professeur, que, quand il s'agit de choisir, juridiquement, des attestations, c'est parmi les personnes les plus désintéressées qu'on va les chercher. Par un oubli impardonnable, vous avez recours à Trousseau et à Gubler, dont vous connaissez les facéties indignes de leur caractère, et sur la foi de leur parole vous répétez qu'une *certaine* dose de quinquina (1) n'a d'autre propriété

« Que de produire une douce chaleur commençant du côté de l'estomac et s'irradiant vers les autres appareils. » C'est quelque chose, *ajoutez-vous*, de semblable à ce que produit du vin généreux, du *bon café*, une *bonne* liqueur.

Ensuite, par une contradiction qui s'explique aisément, quand on s'engage dans une voie d'opposition systématique, vous ne pouvez vous empêcher de dire :

« Que le pouls a pris, sous l'influence du quinquina, des *caractères ressemblant* plus ou moins à ceux des mouvements fébriles *légitimes*, »

Et d'abord, MM. Trousseau et Gubler ont-ils fait des expériences sur eux-mêmes avec toutes les précautions voulues ? Est-ce un quart d'heure avant le repas, suivant l'habitude de vos prescriptions ? Est-ce à jeun ? Vous n'êtes pas *scientifiquement* exigeant pour les vôtres, Monsieur le professeur, et le besoin de votre mauvaise cause nous explique cette indulgence. Mais nous avons d'autres autorités moins suspectes que celles de vos coryphées.

Je ne doute point que vous ne connaissiez les travaux du docteur Frank, du docteur Lehman, du docteur Chevalier, du docteur Richter, du docteur Repple, du docteur Brosius. Mais si vous vous méfiez des expériences de Hahnemann et de sa véracité, j'incline à croire que vous n'aurez garde d'accuser de *faux* le docteur Wittmann, et il doit m'être permis, pour vous rendre plus circonspect une autre fois, de vous en recommander la lecture, afin que vous appreniez de cet ALLOPATHE que, par l'administration de la Cinchonine, il a failli mettre son malade dans un danger imminent (*sic*).

« Je reconnais, dit-il, cette substance comme la cause productrice de cet accès de fièvre avec frisson, et, si *j'étais un homœopathe orthodoxe*, ce qui n'est pas le

(1) Cette dose était-elle prise dans les conditions indiquées par Hahnemann ? Je doute que vous puissiez me faire une réponse affirmative. Et voilà comme on fait... l'histoire.

cas (sic), il ne me serait pas bien difficile de tirer de cette observation un grand avantage à l'appui de l'homœopathie. »

Serait-il superflu de citer, à l'appui des observations du docteur Vittmann, les modifications physiologiques obtenues par l'ingestion dans l'estomac de cinq ou six grains de sulfate neutre et de sous-sulfate de quinine, et dont parle longuement le dictionnaire des sciences médicales, imprimé à Bruxelles en 1830? (*Dewaet, t. XII, p.* 108). J'ose me flatter que vous y trouverez plus qu'une *douce chaleur,* des BATTEMENTS *artériels trés prononcés* et même de *l'accélération dans le pouls.*

Vous traitez avec la même légèreté les effets pathogéniques de la belladone et du tabac, en contestant leur caractère d'homœopathicité dans les guérisons. Vous citer les expériences du docteur Caron, les rapports de M. Vulpian, ceux du docteur Revillout, du docteur Morgan et de mille autres, ce serait peine inutile, puisque, du haut de votre infaillibilité, vous prétendez que l'on est bien niais de s'appuyer sur l'autorité même de Trousseau, par la raison qu'il est *mal compris.* Sans donc rappeler ici Hufeland, dont le trascendant mérite pèse pourtant beaucoup dans la balance médicale, je m'obstine, malgré vous, à relater les paroles de votre cher Trousseau :

« Il nous reste à parler de la propriété remarquable *qu'aurait* la belladone de préserver de la scarlatine. Hufeland est celui *qui* a le plus contribué à accréditer *cette idée, qui* d'ailleurs appartient à Hahnemann (*à la bonne heure!*) ; les journaux allemands fourmillent de faits *qui semblent* confirmer cette *singulière idée.* Quelque *imposantes que* soient les autorités *qui vantent* la vertu prophylactique de la belladone, dans le cas *qui* nous occupe, nous avouerons *que* nous ne pouvons *que rester dans le doute* (pourquoi ?) attendu *que* nous ne savons jusqu'à *quel* point les praticiens *dont* nous *récusons ici presque* entièrement les conclusions, avaient justement apprécié tous les effets des influences épidémiques. »

Ce mot *nous récusons,* qui rappelle le *non possumus,* est vraiment aussi admirable que son style.

Une découverte confirmée par mille expériences et par plusieurs rapports de médecins compétents, dont 13 ont été recueillis par Hufeland, n'est qu'une *idée* ! Soyons justes pourtant. Trousseau n'avait pas, à l'endroit de l'homœopathie, ce dédain qu'il affectait en public : « Je ne commence jamais un traite-

ment sans consulter au préalable la matière médicale d'Hahnemann, » dit-il un jour à son ami le docteur Hélot.

Autre aveu : n'est-ce pas lui qui a écrit ces mots (Tom. II,
p. 69) :

« L'analogie, ce guide si sûr en thérapeutique, nous conduit à user de la belladone dans le traitement de la folie, par cela *même que la belladone produit
une folie passagère ?* »

Mais trève d'autorités, puisque tous les prétextes vous sont
bons pour les anéantir. Il ne nous reste qu'un argument :

Nous mettons au défi un médecin quelconque de nous prouver
un SEUL fait de guérison par un médicament sans que l'expérimentation de ce médicament confirme son homœopathicité ;
c'est-à-dire la ressemblance de ses effets pathogénétiques avec
les symptômes de la maladie dont il a triomphé. (Dr *Chargé*).

C'est donc avec raison que le docteur Gailliard, de Bruxelles,
un admirateur très *mesuré* de Hahnemann, a pu s'écrier :

« Hahnemann se base exclusivement sur l'observation pure et n'enregistre que
les résultats fournis par des faits positifs *rigoureusement* enchaînés. »

Concluons : la loi de similitude est la seule vraie et partant
universelle, invariable comme toutes les lois de la nature (1).

Venons au deuxième rapport, dit rapport ou *loi des contraires*. Je ne serai pas long ; je n'ai qu'à vous demander quel est
le contraire d'un mal... Pour mon instruction je serais fort aise

(1) Pourquoi, dira-t-on, la loi de similitude est mieux indiquée pour la guérison
des maladies que la *prétendue* loi des contraires? Il n'est pas toujours en notre
pouvoir d'expliquer le *causa causarum*. Néanmoins essayons. Qu'est-ce que la maladie? Une réaction de la force vitale, de notre nature organique, si vous aimez
mieux, contre une influence étrangère quelconque, troublant l'accord de nos fonctions
physiologiques. Cette réaction n'est autre chose que l'effort que fait notre nature
pour se débarrasser de ce qui la gêne, de ce qui la contrarie, c'est le *vox patientis*,
la voix intérieure, pour ainsi dire, de notre être qui demande secours, en indiquant
le sens qu'il faut imiter et servir pour atteindre le but. Doit-on contrarier cet
effort, convient-il d'étouffer cette voix? Ce serait une insanité. C'est donc à l'aide
de la *similitude* des symptômes que le médecin doit choisir le remède *agissant
dans le même sens*, c'est-à-dire ayant la puissance d'exciter la réaction vitale affai-
blie, l'accroître au besoin, et, en un mot, l'aider à repousser l'*ennemi*.

de savoir quel est le contraire du choléra, de la goutte, de l'hydrocèle, de la coqueluche, de la brûlure même (1).

Comment, des hauteurs de votre esprit n'avez-vous pas compris que guérir par les contraires est une pure naïveté ? Le contraire d'un mal n'est-ce pas la santé ?

Par une hypothèse que je soutiens impossible, admettons la *trouvaille;* voyons, M. le Professeur, à quelle dose administrerez-vous votre drogue ? Je vous défie d'en fixer d'avance l'application convenable. Car, si la force morbide est énergiquement supérieure à la force médicatrice, en ce cas, l'agent employé demeurera impuissant. Si, au contraire, il est doué d'une action plus grande que la force morbide, ne risquera-t-on pas de voir la maladie s'aggraver ou se dénaturer (2) ?

La justesse de ce raisonnement avait si bien frappé la haute intelligence du docteur Hiffelseim, professeur à l'Hôtel-Dieu de Paris, qu'il jura une haine éternelle à vos drogues pour se livrer tout entier à l'électro-thérapie : *ce que devient un médicament confié à la bonne nature*, a-t-il écrit, *on l'ignore à peu près*.

Ces paroles sont en parfait accord avec celles de M. le Docteur Faivre (allopathe aussi) : « Nous mettons des drogues que nous ne connaissons guère, dans un corps que nous ne connaissons pas. »

Je sais que, même ici, votre ton tranchant ne vous fera pas défaut, et je prévois votre réponse : « n'avons-nous pas la *clinique* pour nous en instruire ? » Oui, dans votre savante brochure vous faites sonner bien haut ce mot.

Mais votre clinique est là pour vous révéler un résultat obtenu ; jamais elle ne vous indiquera la voie à suivre pour atteindre ce résultat, puisque dans les cas complexes vous vous

____

(1) Si l'on approche du feu un membre gelé, celui-ci se gangrène.

(2) M. le Dr Hiffelseim, devant l'irrésistible force de cet argument, m'avait promis d'essayer de l'homœopathie afin de voir si elle ne se rattacherait pas à sa théorie curative de l'électricité. Malheureusement, atteint d'une albuminerie dont il *n'avait pu trouver le contraire* dans sa trop courte mais brillante carrière, il succomba à l'âge de 37 ans.

dites entre vous : ESSAYONS, triste mot que j'ai entendu de mes oreilles.

Il s'en suit donc, que la loi des contraires étant une absurdité, puisque c'est une impossibilité, vous ne pouvez guérir, quand vous ne tuez pas (voir plus loin), que dans les conditions de l'homœopathicité, malgré vous.

Mais non, la loi des contraires fait vos délices ; et vous protestez énergiquement contre tout rapprochement même apparent entre l'homœopathie et l'allopathie par la méthode dite *substitutive* ou *homœopathique (sic)*. Parmi tant de subtilités mises en usage pour dérouter les jeunes adeptes dont vous vous déclarez le guide, faut-il s'étonner, si vous dénaturez (inconsciemment?) jusqu'à l'historique des phases médicales en France ? Ainsi, vous vous permettez d'avancer que Trousseau vint apporter à l'homœopathie, *selon nous,* un secours inespéré par la susdite méthode. N'est-ce pas Bretonneau qui l'inaugura le premier sous l'inspiration d'Hahnemann, dont *le système était à ses yeux frappé au coin du bon sens ?* Et, si Bretonneau n'alla pas plus loin dans la voie de la réforme, un ancien allopathe, M. le Docteur Guérin, de Châtillon-sur-Indre, le confident intime du grand maître *(voir ses lettres),* pourrait vous initier aux motifs de son point d'arrêt.

De là vous passez à l'explication de la méthode *substitutive* telle que vous l'entendez, et je suis surpris de voir que seul vous ignorez les insuccès et les dangers de vos *transformations* par l'emploi du *nitrate d'argent.* J'en sais quelque chose (1) et je vous en fais grâce, puisque vous vous montrez satisfait. L'homœopathie a besoin qu'à ses côtés l'erreur se montre tenace. Néanmoins, comme tout ce que vous annoncez, porte un cachet d'originalité bien marqué, voulez-vous bien me permettre de vous demander de qui vous tenez cette prétendue *transformation ?* Ce n'est pas assurément de Trousseau qui là nie, ainsi que l'ont niée bien d'autres savants avant et après lui. Excusez

---

(1) Je ne suis pas le seul à le savoir : M. Gallard, que ses calomnieuses aménités ont rendu si célèbre, ne vient-il pas de proscrire la cautérisation dans la métrite ? *Ubi contradictio, nulla veritas.*

ma hardiesse, mais je m'estime en droit de vous dire que la maladie ne se *transforme* pas ; seulement son produit peut être détruit, sa lésion modifiée, mais non *transformée*.

Oubliant ensuite, dans la même page, vos *transformations*, vous leur substituez les *modifications*, lorsqu'il s'agit du *contact* des vapeurs arsénicales ou iodées ; puis vous reprenez les *transformations* (toujours dans la même page) en disant : « *Ces agents impriment* à l'ancien (?) *travail morbide,* UNE FORME NOUVELLE. De la *transformation* vous vous jetez dans l'*absorption*, et je vous jure que dans ce *pasticcio* tout est aussi merveilleux que la fantaisie qui vous en suggère le développement. *O altitudo!*

Mais il est temps de venir à la méthode *révulsive* et *dérivative*.

Les exemples en feront comprendre le sens et la valeur.

Est-on pris de céphalalgie opiniâtre ? dans l'impuissance où vous êtes d'en connaître le *contraire*, vous conseillez à votre patient l'agréable habitude de priser ; ou bien vous prescrivez des synapismes aux pieds, lorsque l'affection est passagère.

A-t-on un phlégmon au cou, sous les aisselles ?

Vous purgez impitoyablement, dans l'espoir de détourner les humeurs, et mille fois sans le moindre résultat.

Votre traitement *rationnel* le plus favori est de provoquer un processus morbide dans l'organisme à un point éloigné du siége *présumé* de la maladie, si ce n'est quelquefois une entérite grave. Mais dans ce cas quelle préoccupation avez-vous de la cause morbigène ?

A-t-on une bronchite ? en avant les vésicatoires sur l'estomac. A-t-on une ulcération aux conjonctives ? vite des mouches de Milan. Aux yeux des gens qui raisonnent, cela peut être de l'art vétérinaire, mais jamais de la science médicale, à moins que celle-ci ne repose sur de pitoyables expédients.

Je ne le nie pas, le médecin peut quelquefois trouver un auxiliaire dans vos cataplasmes, dans vos injections, dans vos seringues... Mais tout cela n'est qu'éphémère comme tout ce qui est palliatif et révèle votre tendance habituelle à prendre toujours l'effet pour la cause, à considérer les maladies comme locales.

Supprimer une partie malade n'est pas guérir, mais déplacer la cause qui s'est localisée sur ce point (1).

Dans votre sublime élan en faveur de la loi des contraires si bien représentée par vos *secousses violentes* (l'expression est de vous), par vos sédatifs toniques, vous n'omettez pas le traitement *rationnel* par la glace afin de *rafraîchir la partie embrasée (sic)* ! Et vous me parlez de votre *bon sens*, M. le Professeur ? Quoi ! la glace pour enlever l'embrasement ? Savez-vous, Monsieur le Professeur, combien de temps l'application de la glace maintiendra la congélation dans un corps organisé ? Ignorez-vous donc que la réaction peut ramener, avec une intensité proportionnelle, la chaleur que les lois de l'équilibre tendent bientôt à rappeler même outre mesure ? Ignorez-vous toutes les victimes de ce triste *expédient* ? nous en savons plus d'une.

Mais venons à la palpitante question des doses infinitésimales, ce fameux dada qu'enfourche si volontiers l'allopathie.

Ici, Monsieur le Professeur, force m'est de vous demander

(1) Est-on affligé d'un dévoiement ? Vite des astringents afin de *resserrer* les tissus devenus *tout-à-coup* détendus. Mais la cause de ce relâchement de tissus ? Bagatelle ! Ce serait trop de peine pour un *vrai* médecin.

Est-on menacé d'une congestion sanguine ? En avant la lancette, guérie au sang.

Est-on constipé ? Vite, un lavement pour expulser les matières fécales : *expédient* des moins nuisibles, j'en conviens. Mais l'inertie de l'organe qui a perdu son mouvement péristaltique, est-elle atteinte ? Soyons exact : grâce aux efforts des homœopathes depuis quelque temps la lancette se rouille ..

Et pourtant l'homœopathie, nous a-t-on objecté, est bien obligée de recourir *aux contraires* si elle veut combattre les aérobies, les anéorobies, les anguillules, etc.

Admettons l'*hypothèse* des microphytes, des microzoaires, etc. ; ôter la vie à un *être*, est-ce faire de l'allopathie ? En ce cas, tous les assassins sont des allopathes. Agir par voie d'élimination ou d'asphyxie, n'est pas agir par la loi des contraires. C'est user d'un procédé mécanique qui atteint l'élément étranger, mais pas l'affection morbide qui en est le résultat. Le Dr Crétin a bien dit à M. Decaisne que l'homœopathie ne rejette pas les adjuvants traditionnels. Le parasite n'est pas plus le mal que le chien n'est la rage. En tuant le chien, détruit-on le virus qu'il a inoculé ? Même raisonnement pour les intoxications.

pardon de mon étonnement ; je n'aurais jamais cru trouver en vous une si profonde méconnaissance : 1° de l'esprit et de la méthode homœopathique ; 2° des lois de la physique et de la chimie organique ; 3° de la pathologie et de la pathogénésie. C'est ce que je n'aurai pas de peine à prouver, et c'est vous même qui daignez m'en fournir les preuves : tant il est vrai que la passion aveugle !

J'aurais cru qu'après tant de discussions vaillamment soute-nues par les homœopathes, vous auriez évité l'écueil où se sont heurtés tous vos pareils. Ignorez-vous donc que les partisans de la nouvelle doctrine ne se proposent pas de produire des effets médicamenteux positifs à la façon d'un piston dans un cylindre ? Il est clair que dans ce cas on serait obligé de proportionner la charge à l'ennemi que l'on veut expulser ; mais chez nous il ne s'agit que d'obtenir une simple et légère réaction, ce qui est très rationnel. Car, comme il n'y a pas de guérison possible sans réaction, c'est-à-dire sans un effet contraire à la première action du médicament, nous cherchons dans le remède une action primitive du même ordre que le mal, pour produire une action favorable à la santé du malade ; ce qui est difficile, pour ne pas dire impossible, à mes yeux, dans l'ancienne médecine, qui, donnant le *contraire du mal*, doit obtenir le mal par l'effet de la réaction.

Puisque nous ne voyons pas les choses sous le même angle optique, et que vous paraissez oublier votre philosophie médicale, permettez-moi de vous y ramener.

Est-ce la matière qui agit et réagit en tant que matière, fût-elle même organisée, ou bien un corps animé de force active et de vie ? Essayez, M. le Professeur, de frapper à tour de bras un cadavre, vous vous consumerez en vains efforts ; mais les choses se passeront autrement sur un corps vivant, car ici les phénomènes de la réaction ne tarderont pas à paraître d'une manière plus ou moins intense. Interrogés convenablement, ils vous indiqueront la marche à suivre pour *aider* la nature à réparer le mal. Je dis *aider* et non pas *contrarier*, car dans ce dernier cas on doit craindre de doubler le labeur de la nature et lès risques, ainsi que le fait observer judicieusement M. le docteur Chauvet.

Concluons sans plus allonger. L'organisme privé de vie peut subir impunément les plus graves altérations, il ne saurait être *malade*. Pour être malade, reprend le même savant, il faut avoir en soi une force vive, capable seule de sentir les atteintes de l'ennemi.

Vous êtes trop éclairé pour que j'éprouve le besoin d'insister sur la conséquence de ces prémisses, à savoir qu'il reste à préciser les *rapports* qui doivent exister entre l'action morbifique et la réaction vitale pour en déduire ensuite les indications curatives. Vous savez aussi bien que moi que les causes primitives des maladies ne se révèlent à nous que par leurs résultats ou *signes* morbides, que l'on est convenu d'appeler *symptômes*. En un mot, terminons avec la même autorité citée plus haut : « c'est le mode de réaction vitale qui seul constitue et détermine l'espèce morbide » et partant c'est par ce mode seul que le praticien doit guérir.

Je sais que vous allez m'objecter la *lésion pathologique*. Oui, je ne l'oublie pas, et je la compte bien pour quelque chose. Mais, de grâce, est-ce que la lésion organique serait pour vous la maladie même ? Oh ! j'ai trop bonne opinion de votre gros *bon sens* pour vous croire capable de la considérer comme autre chose qu'un simple résultat d'une force morbide persistante. Vous m'accorderez donc que dans une tumeur squirreuse que vos fameux *fondants* n'auront pu *fondre,* vous êtes obligé de recourir à une opération chirurgicale. Mais, au bout de 3 ou 4 mois (je cite un fait à ma connaissance, fait que l'honorable M. le docteur J. Roux, votre ancien et regretté chef, aurait pu attester) l'affection reparaît. Qu'en déduire ? ceci : la tumeur en question n'était pas la *maladie,* sinon elle n'eût plus reparu après l'emploi de l'instrument. Car, comme vous le dites fort bien, mais sans nul à-propos — *sublatâ causâ, tollitur effectus* (1).

(1) Pardon, ce n'est pas *tollata causa* qu'il faut dire. Mais ne vous en inquiétez pas. A l'Ecole navale le latin résiste moins que les tumeurs, à l'action fondante du temps. Nous avons nommé M. Jules Roux. Quel noble caractère, quel esprit élevé, que

Si cette démonstration n'était pas suffisante pour vous convaincre que la vie et ses phénomènes sont le résultat direct de la combinaison du fluide vital (électrique, dynamique, comme vous voudrez), avec les éléments organiques, nous pourrions vous citer ce que vous impose l'enseignement de votre ancien maître Cl. Bernard.

« Toutes les expériences physiologiques impliquent nécessairement cette déduction que, rien d'anormal ne peut se passer dans une fonction, un organe ou son élément anatomique, sans que le département du moteur bio-électrique qui lui correspond, ou les fils conducteurs par lesquels celui-ci transmet à l'organe l'animation, l'action spéciale, soient primitivement eux-mêmes atteints, modifiés ou lésés par le fait d'un dynamisme étranger à leur domaine, et dont l'intervention a pour effet de transformer la *normale* physiologique en état pathologique. »

« La conséquence qui découle nécessairement de cette vérité principe, c'est que la maladie, étant primitivement dynamique, ne peut être scientifiquement combattue et dominée que par l'intervention d'un dynamisme nouveau. » (Le Dr Pitet).

Je sais que ce n'est pas le principe du dynamisme que vous rejetez, M. le Professeur, mais les moyens que l'on emploie contre l'action morbifique. Voyons :

Est-ce que la substance matérielle agit autrement que par la force qui lui est inhérente ou par l'entremise de ses *tissus inertes* ? votre savoir vient me rassurer là-dessus en reconnaissant avec moi que c'est dans le fluide, dont chaque molécule est imprégnée ou enveloppée, que réside toute la puissance de la matière, et que chaque substance puise sa force spéciale *dans son mode d'agrégation moléculaire* : de là les différents modes d'électrisation.

A la bonne heure ! Si cela est, la conséquence est lucide. La division des corps ne peut que contribuer à étendre leur surface, à mobiliser leurs molécules, à augmenter en proportion

grand cœur ! Il avait opéré un de mes amis, M. Ver..., très heureusement, pour l'extraction d'un calcul. La suture ne se cicatrisa pas par les procédés allopathiques. Il eut recours à un médecin homœopathe, M. Lat... Le traitement de ce dernier, en faisant disparaître l'inflammation et les autres *inconvénients*, soulagea le malade. M. Roux ne fut plus appelé, mais il rencontra M. Ver... qui lui dit: je me sers de l'homœopathie. — Vous vous en trouvez bien ? — Très-bien. — Continuez, mon ami, continuez.— Et voilà l'homme *vraiment* supérieur.

leur rayonnement fluidique et partant leur puissance, sans la moindre altération des propriétés spéciales, *irrévocablement fixées par leur mode d'agrégation atomique*. De là cet aphorisme que je tiens de vos chimistes :

« La force active des corps, de leurs propriétés, est en raison directe de la division, de l'étendue, de la mobilité de leurs molécules, et en raison inverse de leur cohésion. »

Je me crois donc fondé à poser cette conclusion : la molécule matérielle étant *inerte*, le médicament ne saurait agir sur l'organisme qu'en vertu de son élément fluidique, qui va se mettre en rapport avec le fluide animal *désagrégé, perturbé*, et, s'il y a spécificité entre l'agent médicamenteux et le mal, le rétablissement de l'harmonie fonctionnelle troublée est immanquable. C'est alors que nous pouvons légitimement nous écrier : la cause efficiente de la maladie étant détruite (*sublata*), les effets disparaîtront à leur tour et voilà la clef du mystère étrange des atténuations homœopathiques, à moins que votre intelligence... ; mais non, j'en connais toute la valeur. Seulement vous êtes toujours tourné vers l'Ouest pour regarder les ténèbres, c'est-à-dire vos hautes doses, au lieu de diriger vos regards vers l'Est, source de toute lumière. Ainsi, tout en admettant, vous nous le dites dans votre brochure, nos dynamisations, M. le Professeur, vous ne craignez pas d'établir magistralement *à priori*, c'est-à-dire sans preuve *aucune*, que la substance médicamenteuse ne peut que s'affaiblir par l'effet de la division infinitésimale au *point de devenir tout à fait nulle*. C'est là une pauvre objection, et, si vous persistiez à la faire, c'est alors que, sans mettre en cause la supériorité de votre intellect, je m'en prendrais à votre bonne foi. Car je le répète : la matière est *inerte*, et la force fluidique *particulière* seule est puissante, force que la division a pour but de développer de plus en plus. Ce peut paraître étrange, singulier, mystérieux, mais *cela est* (1).

(1) M. Lordat, un allopathe dont vous auriez mauvaise grâce à contester la juste réputation, a été mieux inspiré lorsqu'il s'est écrié : « Quand l'homœopathie affirme que, en traitant une substance, elle en exalte la puissance, je trouve l'assertion

« Jamais on ne peut opposer un raisonnement à un fait ; il n'y a rien contre un fait quand il est solidement établi. » (Lacordaire, 7° conférence).

Ce fait en homœopathie est proclamé par plus de 10,000 médecins très estimables, savants consciencieux, et attesté par des millions de malades par eux guéris ou soulagés (1).

C'est inexplicable, direz-vous. Mais « où en serions-nous si nous nous mettions à nier tout ce qui ne peut s'expliquer ? » A dit ce même Arago, dont vous nous opposez si fièrement l'autorité.

Dans votre dissertation, voulant vous donner l'air de faire de la science, vous vous écriez :

« Si l'électricité et la chaleur (provenant du frottement) sont des moyens thérapeuthiques quelquefois précieux, ils ne s'adaptent certes pas au traitement de toutes les maladies, et, s'il se développe *d'autres propriétés*, le médicament n'est pas ce que l'on croyait être et capable de faire ; il est donc devenu quelque chose que *l'on ne connait pas.* »

Qui vous conteste le contraire ? Mais ne nous arrêtons pas à cet artifice de langage, et disons vite que c'est là un sophisme ni plus, ni moins.

Vous ne tenez donc aucun compte de la constitution organique des corps qui se différencient entre eux par *l'aggrégation toute spéciale* de *leurs molécules*, et dont la division, quelque

étrange, mais je ne puis *à priori* en démontrer la fausseté. » M. le Dr Jaume, professeur à la même faculté de Montpellier, ne s'exprime pas autrement. Serait-il dit que le doute ne s'assied qu'à la porte des vrais savants ?

(1) Faut-il remémorer ici ce que Cl. Bernard dit des *mercuriaux* ainsi que la conclusion qu'il en tire, à savoir que les substances qui, à hautes doses sont capables de diminuer et d'éteindre les propriétés vitales des tissus, à petites doses les accroissent ? Hahnemann a-t-il donné d'autre base à la thérapeutique ?

Disons encore un mot sur les maladies parasitaires : quand les partisans de ce système nous auront dit comment ils expliquent le trouble de l'économie organique, nous n'hésiterons pas à répondre. Delafond et Bourguignon paraissent l'attribuer à *l'inoculation d'un principe morbide.* Sur ce terrain la discussion n'a rien qui puisse nous embarrasser. Les effets de l'acide phénique prônés par le sympathique savant, Dr Déclat, nous les acceptons ; mais il y a 9 ans nous avons fait connaître par la voie de la presse que l'expérimentation de son acide sur l'homme sain nous a donné une éclatante confirmation de la théorie hahnemanienne.

loin qu'on la pousse n'amènera *jamais* le changement ni l'annihilation ? (1) Ecoutez plutôt ce que relate le docteur Bretonneau.

Un pharmacien de Tours était pris d'un accès d'asthme toutes les fois que l'on débouchait dans son officine le flacon d'ipécacuanha en poudre. Un autre pharmacien de Marseille ne manquait jamais d'éprouver de violents vomissements dans des circonstances analogues. Et remarquez que ni l'un ni l'autre n'étaient malades ; car c'est une condition rigoureusement exigée par l'homœopathie que le trouble dynamique, pour que l'organisme se montre sensible à ses doses dynamisées ; or ce point est complètement oublié par ces fanfarons qui, étant bien portants, se proposent pour avaler toute notre pharmacie homœopathique d'un seul coup, sans tenir compte de la neutralisation par le mélange.

Et dans votre éthérisation, quelle quantité d'éther se trouve dissoute par le sang veineux ? un 0,00081.

J'aurais un volume à écrire sur l'efficacité des doses infiniment petites ; je crois pouvoir résumer en quelques lignes tout ce que j'aurais à dire à ce sujet : si les influences dynamiques (miasmes, ferments imperceptibles, etc.) peuvent rompre l'équilibre de notre corps, pourquoi refuser aux médicaments une action du même ordre? Les cures merveilleuses dont sont témoins les établissements de Vals et d'Alais, si savamment dirigés par le Dr de Serres, ne sont-elles pas dues à l'exaltation des propriétés des substances médicamenteuses transmises dans la profondeur de nos organes par le fluide électro-statique animalisé? Allez, voyez et apprenez. Pour moi, il me tarde de vous reprocher la plus complète ignorance dans l'histoire de l'homœopathie, à laquelle vous êtes aussi étranger qu'à sa thérapeutique.

(1) C'est dans le but de vous prouver la persistance des propriétés de la matière que nous avons recours à son incalculable divisibilité et que nous citons le musc, le carmin, etc , et non pour donner à l'homœopathie la chimie pour base. C'est là un de vos sophismes ; mais il y en a tant dans votre discours que celui-là n'y paraît presque pas.

Vous parlez des premiers insuccès de Hahnemann. C'est inexact et faux. Vous êtes-vous donné la peine d'aller consulter les annales médicales du duché d'Anahlt Kœthen, où notre immortel innovateur a fait ses premiers essais ? Evidemment non ; eh bien, vous apprendriez là qu'il a guéri en très peu de temps, presque miraculeusement, des aliénés jugés incurables par l'école traditionnelle. Il eut lieu, c'est vrai, de constater dans l'application des semblables des aggravations effrayantes, des dangers éminents. Oui, Hahnemann avait encore au pied, comme le pigeon de la fable, la ficelle... allopathique, et ce sont ces aggravations et ces dangers qui le décidèrent, non pas d'un seul bond, mais graduellement, d'essai en essai, à passer aux petites doses ; l'expérience et non la fantaisie, le détermina à ce changement, qui marque la seconde époque de sa vie.— 10 ans après sa découverte — époque où son génie brisa *la ficelle.*

Votre tirade contre la virtualité des remèdes homœopathiques, se termine par ces mots sentencieux, *ex nihilo nihil,* dont voici le sens, selon vous : les globules homœopathiques ne font *rien* parce qu'ils *ne sont rien.* M. le Professeur, décidément, une chaire de logique s'effondrerait sous le poids de vos sophismes. Pour ne pas vous heurter contre une *pétition de principe*, il vous fallait prouver d'abord qu'ils *ne sont rien.* Or, là-dessus, l'expérience seule et non le verbiage, est décisive, et l'expérience, de votre aveu, vous a *répugné.*

III

Venons à votre réfutation, à vos calomnies et à vos plaisanteries. Vous avez promis, dès le principe, d'être sérieux : mais il paraît que chez vous dire et faire sont deux choses différentes.

Commençons par votre appréciation burlesque sur nos doses.

« Sachez, dites-vous, (p. 362, arch. de la Mar. nav.) que pour arriver à la treizième dilution, il faudrait une quantité d'alcool plus considérable que la somme d'eau répandue dans toutes les mers du globe, et si l'on possédait une sphère qui, *ayant la terre pour centre, renfermerait la lune, le soleil et toutes les planètes, une goutte d'eau d'un médicament délayé dans la quantité d'alcool contenu dans un flacon ayant ces fabuleuses dimensions, ne donnerait à peine que la 23ᵉ dilution.* »

De là vous continuez à parler de millions, de décillions, de milliards, de décillions de tonneaux de liquide. Je ne dis rien de ce pompeux galimathias qui ne prouve qu'un talent, celui de *plagiaire*.

Ce calcul, qui révèle un profond oubli de l'arithmétique, est emprunté textuellement à une *exquise* lettre de votre Decaisne.

L'homœopathie, M. le Professeur, n'est pas dans les doses infinitésimales, elle est avant tout dans sa loi. Lisez le docteur Chargé, le docteur Héring, le docteur Hughes, le docteur Gailliard, le docteur Gallavardin et mille autres, vous y trouverez la confirmation de ce que j'avance. Elle se fait à toutes les doses ; il en est qui n'emploient que les triturations décimales, la teinture mère et à la première dilution. Puisque vous êtes si ignorant en homœopathie, pourquoi venir vous vanter de l'avoir étudiée pendant *quelques années ?* Il eût été plus loyal d'avouer que vous ne la comprenez pas, que de l'altérer comme vous vous plaisez à le faire.

Je reviens aux doses : toutes les fois que l'on applique, supposons, un vésicatoire saupoudré de cantharide, n'importe la quantité de la poudre, si l'indication médicale existe, *on fait de l'homœopathie. (Chargé).*

Si dans certains cas les homœopathes font usage des doses infinitésimales, c'est qu'ils jugent n'avoir pas besoin des doses massives. Quel intérêt auraient-ils à agir différemment au risque de se discréditer, de compromettre leur doctrine et leurs malades ? C'est une pure affaire d'appropriation.

Les Hahnemanniens *purs* mêmes s'écartent souvent de leurs *globules* et de leurs dilutions élevées. J'ai dit *globules* et pas UN *globule*. Il en est qui en mettent jusqu'à douze dans cent grammes d'eau. Ce n'est pas un crime d'ignorer, c'en est un d'user de son ignorance pour calomnier.

Le *pharmacien* prend une goutte de suc d'aconit qu'il mélange, qu'il agite, secoue successivement, dans le but d'obtenir

de la diffusion et de *l'expansivité* dans 30 fois cent gouttes
d'alcool. Voilà la 30° dilution. Que deviennent vos milliards de
tonneaux d'alcool? Un conte facétieux pour amuser des jeunes
élèves à qui le rire est cher (1).

Comment et pourquoi ces globules, ces dilutions, agissent-
ils ?

Je m'en soucie fort peu, si leur action est efficace.

Le seul juge compétent de cette efficacité est le malade guéri,
et guéri quand les allopathes ont échoué sur le même sujet.
C'est là que vous trouverez les *preuves directes* que vous
demandez, mais que vous n'avez nul soin de rechercher.
Presque tout ce qu'il y a de plus distingué à Toulon, va consulter l'habile praticien, à qui Napoléon III a dit un jour : « quand
vous viendrez, et venez souvent, je vous ouvrirai les portes des
Tuileries à deux battants. » Est-il si malaisé de questionner
quelques-uns de ses clients ? (2)

Vous ne trouvez rien dans nos globules et dans nos dilutions ? Et que trouvez-vous dans une minime fraction de la
bave d'un chien enragé ? l'analyse n'y trouve rien, mais
l'homme y trouve la mort. Au surplus, c'est encore un *faux*
révoltant ce que vous dites si fort à la légère, car il y a 20 ans
un allopathe s'est emparé d'une fiole homœopathiquement prépa-
rée — d'après l'ordonnance du docteur T... — et l'analyse y
découvrit des traces de *metallum album*, ce dont on fit grand
bruit. Vraiment, M. le Professeur, vous n'êtes pas heureux.

J'irai plus loin, puisque vous ignorez tant de choses ! Le docteur Ozanam, par les procédés de Bunzen et Kirchoff, est par-

---

(1) C'est aussi pour leur édification que je m'empresse de leur signaler votre
colossale erreur sur la 13° dilution. Il ne faut en réalité que 32 grammes 50 centi-
grammes d'alcool pour effectuer la 13° dilution centésimale d'une substance liquide
et 65 grammes de sucre de lait pour réduire 0,05 d'arsenic à la 13° trituration centésimale. Ou plutôt lisez la magnifique réponse du D⁰ **A.** Cretin publiée par un
grand journal, la *France. Cet oracle est plus sûr...*

(2) Jahr, que vous invoquez, a fait un manuel de clinique et d'indication, mais pas
un livre qui puisse vous éclairer sur les questions épineuses de la doctrine et du mode
de faire. Un allopathe de haute valeur, Marchal de Calvi, disait : « faites de l'homœopathie, mais sous la *direction de ceux qui s'y entendent.* »

venu à constater la substance *en nature* jusqu'à la 9ᵉ dilution.
Non, non, vous ne connaissez pas l'homœopathie.

« Malgré toutes les précautions prises, afin de *ne* conserver à la substance,
dites-vous, *que* l'activité de substitution indispensable, le malade, *pour n'en point
accroître l'énergie, aura soin de l'avaler sans boire.* »

Il fallait ajouter, pour être correct, sans boire *d'eau*...

Ici vous êtes mal renseigné, et, si vous aviez connu les expériences du chimiste Vouland, vous vous seriez expliqué pourquoi le médecin fait parfois avaler à sec la dite substance,
surtout quand elle est tirée d'un minéral ou d'un métal.

Mais je n'ai pas charge de vous instruire et je passe. Seulement qu'il me soit permis de vous répéter : non, vous ne connaissez pas l'homœopathie.

« La seule vue de ce flacon, continuez-vous, opère des actions thérapeutiques. »

Qui vous a débité ce mensonge ? Il y a 30 ans, Monsieur,
que je me suis converti à l'homœopathie et que je m'en sers, et
nulle part je n'ai vu, ni lu, ni entendu de pareilles absurdités.

« Les homœopathes ont assimilé leur molécule médicamenteuse au virus, au poi-
son morbide, qui, quoique insaisissable, n'amène pas moins la mort. Mais c'est là
encore de leur part une très grande erreur. Si le virus produit ces effets caracté-
ristiques, c'est parce qu'il rencontre en nous des *principes conjénères* à l'égard
desquels il agit comme *semence.* »

La jolie idée que vous avez là ! ça sent le Bretonneau d'une
lieue ; lui aussi *sema* des maladies comme des carotes. Un virus
une *semence* ! Je ne vous critique pas ; je vous admire et me
borne à vous dire que ces lignes, au lieu d'infirmer, corrobo-
rent l'homœopathie puisqu'elle n'agit qu'autant qu'elle trouve
son *analogue* chez le malade.

Mais laissons vos arguties. M'est-il permis de vous demander,
M. le Professeur, si la petite fille âgée de 10 ans, rue Trois
Moulins à Paris, succombant, le 19 mars en 1864, à l'asphixie
à cause des émanations d'un bouquet de fleurs laissé imprudem-
ment dans sa chambre, avait dans son organisme le *congénère* ?
Les deux pharmaciens, si fâcheusement impressionnés par les
insaisissables, les *invisibles* émanations de l'ipeca, avaient-ils

aussi un *congénère* ? C'est une sublime trouvaille que celle du *congénère*.

Vous avez mentionné Spallanzani ; pourquoi n'avez-vous ajouté à quel degré selon lui un globule aqueux spermatique opère la fécondation ? Vos élèves auraient appris de leur maître que c'est à la deux billionnième partie d'un grain (1).

Vous critiquez Hahnemann d'avoir parlé d'une altération de ce qu'il y a *d'immatériel* en nous. Vous faites la guerre à un mot ! Alors vous me feriez un crime de dire : « ce que vos élèves admirent le plus en vous c'est le *feu* de votre imagination. » Vous devriez savoir que dans le langage tout est conventionnel, surtout quand il s'agit de désigner ce qui est de nature incoërcible.

« Le fameux argument des homœopathes, dites-vous, de la préservation de la variole par la vaccine, n'a plus aucune importance aujourd'hui, depuis que, au dire de Gubler, *ces deux éruptions, sont* généralement considérées comme deux rejetons fixes d'une seule et même espèce nosologique. »

Admirable Gubler ! voilà un de tes coups. Tout à l'heure le virus était une *semence* ; Gubler fait de deux affections analogues des *rejetons*. Ma foi, je ne vois pas d'autre conclusion à tirer des deux *rejetons fixes*, (attachés à quelle souche ?), si ce n'est que nous sommes préservés d'un terrible fléau non plus par des *similibus* mais par des *simillimis*.

Je n'ai pas à m'arrêter à ce que vous dites au sujet d'un

« *Médicament, qui agissant dans le sens congestif constitue le remède des phénomènes morbides d'origine anémique et vice versa.* »

C'est là du pathos allopathique, et je n'aurais rien à y voir, puisque tous vos traitements sont de hasard, et en dehors de la méthode expérimentale.

Cependant ne serait-ce pas trop indulgent que de ne pas protester contre le défaut complet du sens de l'art, que votre fausse argumentation met en relief ? Etes-vous donc seul à ignorer qu'au-dessus du diagnostic local et organique, il y a la maladie,

(1) Un allopathe, M. le Dr Buchner affirme qu'une molécule inperceptible de sel contient 3 millions de molécules atomiques (voir *force et matière*).

le diagnostic médical qui embrasse tout l'homme malade pour établir la filiation des affections et la corrélation des symptômes ? Êtes-vous donc étranger à la loi des effets alternants qui domine la matière médicale ? Ah ! M. le professeur, si vous aviez eu la notion de ces deux vérités, vérités qui sont de toutes les écoles, vous n'auriez jamais écrit ce passage, grammaticalement *si peu correct d'ailleurs*, même dans le but de servir une haine aveugle. Le voici tout nu :

« Le tabac, la belladone, le sulfate de quinine, dirigés contre certains troubles fonctionnels donnent des succès dans les cas nerveux de ceux *que sont aptes à produire* (sic), et auxquels conviendraient les stimulants, les alcooliques, les opiacés. »

Oui, il y a des vertiges et des palpitations qui se produisent sous l'influence du tabac et d'un grand nombre d'autres substances, mais chacune d'elles détermine ces symptômes par une action double, c'est-à-dire primitive et secondaire. « Tout médicament, a dit Hahnemann, produit des effets qui se manifestent les uns plus tôt, les autres plus tard. Ces deux séries de phénomènes sont en tout opposées et semblables entre elles ; on peut même dire qu'elles sont diamétralement opposées. » Une étude plus sérieuse de la matière médicale vous mettrait en état de constater pour le *tabac,* l'*aconit,* la *noix vomique,* l'*opium,* etc., des vertiges congestifs et des vertiges anémiques, selon votre savante distinction... — distinction qui tranche, du reste, une question non encore résolue, ce soit dit en passant.

Des vertiges et des palpitations sont aussi les effets tantôt primitifs, tantôt secondaires, tantôt de la première impression du médicament sur le système nerveux, tantôt de son action sur l'appareil circulatoire. C'est ainsi que le même médicament peut déterminer la diarrhée et la constipation, la sécheresse de la peau et la sueur, suivant la période de son action et aussi suivant les idiosyncrasies. Non, non, vous ne connaissez pas l'homœopathie. Qui ignore que le premier effet du café — ne citons qu'un exemple — est d'exciter le système sanguin et que le second effet est de le déprimer ?

Il ne s'agit pas de frapper fort, M. le Professeur, il s'agit de frapper juste, sinon, vous serez réduit à jouer le triste rôle du

Dr Andral. Celui-ci — *professeur comme vous* — prit les premiers symptômes venus dans une pathogénésie et s'imagina que les homœopathes les opposaient niaisement à des symptômes du même genre observés chez le malade, sans les distinguer, sans les comparer, sans avoir égard à leur ordre de succession dans l'évolution de la maladie. L'illustre Hufeland pensait autrement que ces médecins à diagnostic écourté, quand il disait :

« L'homœopathie fera des praticiens plus attentifs à la Sémiologie. »

Comment ne pas éclater de rire, d'après ces mots, quand on lit chez vous que Hahnemann méconnaissait un *nouveau fait pathologique et sémiologique de la plus haute importance ?*

Je ne puis me défendre de clore mes citations par votre *très savante* sortie au sujet de la *belladone.*

« Cette remarque, *dites-vous,* nous amène à indiquer un *grand fait* d'*observation,* à savoir que des agents morbifiques, *très différents* par leur nature, et les plus *contraires* par leur action, *s'échappant* par les *mêmes voies* (! ?) déterminent à *leur passage,* des symptômes d'autant plus analogues (! ?) que *l'espèce* en est déterminée d'avance par la nature et les fonctions de l'organe éliminateur. Il s'en suit que les modifications anatomiques par lesquelles se *traduit* l'impression de la cause irritante, *doivent* (?) être et sont *nécessairement* PEU variées.

Le résultat final de ces deux conditions est qu'il y a très souvent une apparente similitude d'effets pathogéniques entre deux causes dont l'action pourtant est profondément dissemblable. *Voici le plus beau :* le *copahu* et l'*opium* produisent des érythèmes cutanés sans N'*avoir à peu près (sic)* rien de commun dans leur action physiologique ou dans leurs effets thérapeutiques. »

Tout cela sent encore le plagiat, mais c'est égal. Nous ne pensons pas que ces expériences physiologiques si pompeusement étalées aient jamais été pratiquées sur l'homme sain. Les effets signalés peuvent tout au plus avoir été observés sur des animaux où il a fallu exagérer la dose, afin d'en obtenir une lésion. On connaît à ce sujet toutes les déceptions de Cl. Bernard, quand il a voulu remplacer le corps des animaux par celui de l'homme.

Il est donc oiseux de discuter. Ce qui prouve, au reste, que vous vous mettez sur un autre terrain que le nôtre, c'est que les *indications* auxquelles vous faites allusion, loin d'être peu variées, sont diamétralement opposées. Le copahu produit une *impression,* mais où ? aux voies urinaires, à l'orifice de l'urèthre. C'est là sa spécialité. Et l'opium ? notamment au cerveau. Le premier donne lieu à l'urticaire ; le second aux *céphalalgies*, aux *vertiges,* à la *congestion cérébrale,* puisque son principal effet est de produire l'assoupissement — donné à haute dose, bien entendu ; — car à petites doses l'effet est tout autre, au témoignage d'un praticien distingué, M. le docteur Chauvet et de Trousseau lui-même.

Vos observations sur la *psore,* sur le *vomissement* (1) sur le jalap, sur le colchique, sur l'ipéca, sur les taches érythémateuses framboisées sur la face, à la suite de l'ingestion de la *belladone,* marquent moins trop d'esprit que *peu de jugement.*

C'est une aberration d'un bout à l'autre, puisque vous jugez au point de vue allopathique ou que vous ne tenez compte que d'un *seul symptôme.*

Au surplus, nous avons votre aveu ; vous n'avez trouvé que *chaos,* que *confusion* dans la matière médicale de Hahnemann. Comment s'étonner que vous n'y ayez rien compris ? Nous n'en voulons d'autre preuve que vos accusations contre la théorie des indications symptomatiques. Ce n'est pas sur UN symptôme que traite l'homœopathie, mais sur l'ensemble des symptômes, qui seuls peuvent servir de guide, quand on veut ne rien céder à la fantaisie. Ces symptômes *complètement* et minutieusement recueillis, précisés, il faut les individualiser, c'est-à-dire les scruter séparément, pour faire ressortir ce que chacun d'eux a de plus spécial.

L'homœopathie ne repousse aucune investigation, soit étiologique, soit physiologique, soit pathologique, pour bien fixer

(1) M. Ollivier épuise contre l'homœopathie toute la série des sophismes, tout en continuant son rôle de plagiaire.

Ici il confond le sens *divisé* avec le sens *composé,* après avoir partout abusé du bénéfice du cercle vicieux et de l'ignorance de principe (*ignorantia elenchi*).

Il sait bien que l'homœopathie en administrant l'ipeca, ne se propose pas de faire vomir — pas plus que de provoquer des coliques par le jalap.

Il affecte d'ignorer aussi que Hahnemann ne s'appuie pas seulement sur l'aphorisme *vomitus vomitu.* Il nous permettra, pour mieux former sa religion, de le renvoyer à la traduction d'Hippocrate par Littré, tome VI, page 335.

son diagnostic. Diagnostiquer une maladie, ce n'est pas seulement la rapporter à un genre, à une espèce déterminée, a dit un médecin célèbre, mais c'est bien différencier le cas actuel de tous ceux, qui dans le genre ou dans l'espèce pourraient lui être comparés. Pour cette synthèse médicale il faut beaucoup étudier, beaucoup plus que pour généraliser un traitement. (*Chargé*).

Constituer l'*unité pathologique* pour appliquer au malade tel ou tel remède, est une voie funeste. Pour atteindre cette *unité*, il faut généraliser, et il n'existe pas de maladie générale ; il n'y a que des malades différents : la pneumonie de Jean n'est pas la pneumonie de François. Cl. Bernard vous l'a dit dans son discours de réception à l'Académie française : « La méthode expérimentale ne se préoccupe pas de la cause première des phénomènes qui échappe à ses procédés d'investigation. C'est aux causes secondes qu'elle s'adresse... *manifestations* de la cause première. »

Oui, la cause et l'essence des maladies depuis 60 siècles vous échappent, et vos *exhortations* à la recherche de *l'unité* n'engendreront pas l'heureux phénix destiné à la découvrir. Vous croyez qu'en fixant des noms à vos cases nosographiques vous fixez les essences ? Erreur complète : les formes varient sans cesse, parce que chacun est malade à sa façon. M. Pidoux, en frondant les prétentions de M. Sée, lui a dit sans ambages : Il n'y a pas d'asthme général, il n'y a que des asthmatiques.

Parlerai-je de vos contradictions ? Après avoir invité vos élèves à se rattacher — de *Galien à la science suspecte*, — vous cherchez à leur inspirer la haine de l'homœopathie, parce qu'elle s'immobilise... Oui, l'homœopathie a une loi infaillible, éternelle comme la vérité ; son immobilité est son plus beau titre de gloire. Tous ses remèdes n'ont jamais varié, jamais aucun d'eux n'a été rejeté ou abandonné comme une inutilité.. Ce qui n'empêche pas sa thérapeutique de s'enrichir tous les jours considérablement. Mais *respice te ipsum* ! que sont devenus tous vos remèdes en *ogues et en iques* ? Vos *ures* d'aujourd'hui dureront ce qu'ont duré vos sales et fétides drogues passées (1).

_____

(1) C'est cette manie de la recherche de *l'unité* ou de la maladie générale qui

Cela ne saurait être autrement. Votre M. Piorry ignore-t-il que son *iodure de potassium* qu'il recommande — *ab usu in morbis* — est un dangereux palliatif et amène à la longue le ramollissement du cerveau ? Sur quoi s'appuie votre M. Sée pour assurer que la même drogue favorise l'innervation respiratoire ? affaire de tâtonnement... S'il n'en était pas ainsi, est-ce que M. Pidoux se serait permis de le fustiger à la tribune académique ? Vous avez flotté et flotterez toujours, MM. les allopathes.

Un dernier trait lumineux, éblouissant de finesse et de raisonnement, clot votre habile critique de l'atténuation de nos doses. Et comme tout fier d'avoir trouvé le mot de la fin, vous vous écriez, avec une délicieuse ironie : « *Pourquoi pas aussi des aliments impondérables?* » Ce qui rend cette réflexion interrogative encore plus surprenante, c'est que vous l'énoncez après vous être vanté *d'être du nombre de ceux qui reconnaissent une force derrière la matière, et qui remontent aux influences.... parfois purement morales.* Et pour que l'on ne se méprenne pas sur la portée de vos paroles, vous ajoutez que *la digestion, présidée par la force vitale, réclame bien ses éléments* de fonctionnement *par grammes et par kilogrammes. Le fer,* continuez-vous, *le quinquina, la pepsine,* etc., sont de *véritables remèdes alimentaires* qu'il faut donner à doses massives (1).

Pourquoi donc, vos *granules,* cette singerie homœopathique? L'esprit le plus obtus me dispensera de toute réfutation. Quelle sublime science que l'allopathie ! Seulement, une courte observation : je m'imaginais que les substances ferrugineuses ne profitaient au corps que parce que, atteignant les cellules ultimes,

---

vous oblige à débuter dans tout traitement par un purgatif ; c'est à cette même recherche que nous devons attribuer le scandale de mille médicaments divers avec l'étiquette de guérison *radicale,* dans la 4ᵉ page de tous les journaux.

Quel prophète que ce Bichat !

(1) Voilà pourquoi vos *patients,* sortant de maladie, sont si gras et si frais !

Quand M. Ollivier veut assimiler la dose d'un remède à la quantité de la nourriture nécessaire à l'entretien de notre corps, il montre pour la millième fois sa complète ignorance de l'esprit de la doctrine nouvelle. C'est encore là un *sophisme de supposition.* Des kilos pour des remèdes ! jamais plus rude coup ne fut porté à la science allopathique.

en stimulaient le pouvoir d'assimilation affaibli. Ce qui me corroborait dans cette idée, c'est que l'organisme contient à peine deux grammes de fer et qu'il n'a nul besoin d'être ainsi surchargé, c'est-à-dire fatigué par un lourd travail d'élaboration. Que j'étais simple de croire tout cela ! Vous m'apprenez que c'est un aliment... Je comprends vos bouteilles noires. Seulement, voici un grand allopathe qui *trouble* mon admiration.

« Le fer, dit-il dans son grand dictionnaire, se trouve dans nos aliments. Si l'estomac des uns en extrait et l'estomac des autres est impuissant à ce travail, c'est que leur constitution est différente. Or, comment l'ingestion à haute dose d'un aliment, déjà *non assimilable à dose infiniment petite*, pourra-t-elle ne *pas entraîner de graves inconvenients ?* La personne chlorilique ne contient pas assez de fer, repart-on. L'affection vient-elle de l'absence du fer ? non ; mais de la constitution cachétique du *sujet*, et, en ce cas, l'ingurgitation du fer en achèvera la ruine. Aussi, que de jeunes filles ont été *fauchées* (sic) par l'influence de ce remède martial ! »

Cela posé, auquel des deux allopathes dois-je m'en rapporter ? Il va sans dire que, parodiant un auguste personnage, vous n'hésiterez pas à répondre : A MOI.

Je conclus et avec raison : l'homœopathie est fondée sur la loi de similitude préconisée par Hippocrate et par d'autres célèbres médecins. Toute guérison sûre est en rapport avec la loi de similitude, qui seule peut faire constater le rapport vrai entre le remède et le mal.

L'emploi des doses infinitésimales n'est pas rigoureusement exigé et ne constitue pas l'homœopathie. Vos objections ne sont que des sophismes, puisque vous les puisez dans votre *massif* arsenal et dans des principes opposés aux nôtres.

IV

Il ne me reste plus qu'à aborder vos calomnies.

« En Russie, en Autriche, à Paris, à Marseille, les insuccés de l'homœopathie ont été absolus dans toutes les expériences publiques. »

Pardon, M. le Professeur, à Paris pendant 15 ans l'homœopathie a été pratiquée dans trois hôpitaux, l'hôpital de Sainte-Marguerite, l'hôpital Baujon, l'hôpital des Enfants. Les administrateurs et tous les élèves internes attachés au service de M. le Dʳ Tessier, ont proclamé unanimement les succès de leur chef, tandis que les malades traités par le Dʳ Valleix succombaient d'une manière effrayante. Comment pallier un pareil échec ? rien que la calomnie n'en était capable, et Valleix en usa largement, mais grossièrement, en prétendant que le docteur Tessier prenait des bronchites pour des pneumonies, des vessies pour des lanternes. Quoi! Valleix, qui ne voyait pas les malades de Tessier, diagnostiquait leurs affections à distance ? Quoi ! Tessier lui, comme on l'a si bien dit, lui *l'égal de tous par les titres acquis et le supérieur au plus grand nombre par ses travaux* de longue haleine, était incapable d'établir un diagnostic ? Au surplus, si Tessier se trompait sur le *diagnostic*, Valleix se trompait d'une singulière façon sur le *traitement*.

En Angleterre les hôpitaux et les homœopathes se multiplient partout.

En Amérique, du Sud au Nord, les colléges médicaux homœopathiques sont incorporés dans les institutions de l'Etat, qui répartit les allocations pécuniaires entre les allopathes et les homœopathes à parts égales. Notre doctrine y marche à pas de géant. Un seul hôpital, à Rio-Janeiro, a reçu près de 10,000 malades dans un an.

En Belgique l'homœopathie est généralement appréciée même par plusieurs membres du parti rival.

En Espagne, un ordre royal en date de 1846 établit une chaire homœopathique et autorise la formation de la société Hahnemannienne (1).

En Russie, 1838, ordre de l'Empereur d'ériger un hôpital homœopathique... dans les grandes capitales, Moscou, etc.

---

(1) M. le Dʳ Nunez, par décret royal, a été nommé médecin ordinaire de Sa Majesté, et décoré à Bordeaux par l'empereur Napoléon III. *Aujourd'hui* à la faculté de médecine de Madrid l'homœopathie est représentée par Hysern, professeur de physiologie ; par Sanchez Roca, professeur de clinique interne ; par d'Obrador, professeur de clinique externe ; Drumen, professeur de pathologie générale et par plus de cent autres médecins.

L'Empereur eût-il fait cette concession sans le témoignage le plus authentique des bienfaits de la méthode ?

En Italie, en Portugal, en Suède, en Norwège, en Danemark, en Suisse, dans toute l'Allemagne, dans toutes les capitales de l'Autriche, elle progresse et prospère. Partout des hôpitaux et des dispensaires homœopathiques. En France, la nouvelle doctrine gagne même les chirurgiens majors de plusieurs régiments. J'en ai connu près de vingt, mais je n'en citérai que deux : le Dr Laburthe et le Dr Mathieu. A Lyon, un hôpital monumental a été érigé à la pratique de l'homœopathie par la reconnaissance publique.

A Marseille, en ce moment, il y a un institut homœopathique, dirigé par le docteur Sollier, médecin de la sœur le l'Empereur de Russie ; trois pharmacies *spéciales* sont au service des médecins qui ne font pas partie de l'Institut homœopathique. De ce nombre est un ancien médecin de la marine. Quant au prétendu échec auquel vous pouvez faire allusion, veuillez vous procurer la brochure du docteur Chargé — Trois jours d'homœopathie à l'Hôtel-Dieu — *choléra de* 1835, — et vous saurez au juste ce qui s'y est passé. *Non est hic locus*. Et comme pour instruire un procès, il faut posséder toutes les pièces, quand on ne fait pas de la justice un vain nom, je vous engage aussi à lire la brochure signée par trois honorables docteurs, Sollier, Rampal et Gillet, où vous pouvez apprendre les brillants succès des homœopathes au couvent des *Dames de Saint-Thomas,* à la maison du *Refuge* et ailleurs.

A Paris, vous pouvez visiter l'hôpital Saint-Jacques, où la doctrine est professée publiquement par les docteurs Jousset, Frédault, Gonnard et Crétin.

Voilà la part de la *Calomnie.* Venons à vos PLAISANTERIES.

V

Vous prétendez que les homœopathes s'attribuent les cures du *vrai* médecin. Ecoutez, voici quelque chose de moins vague.

Un jeune avocat était atteint d'une névrose. Un traitement par les *bromures,* suivi pendant deux ans, n'avait fait qu'exaspérer son mal. Las de souffrir, il s'adresse au docteur C., et en moins de 15 jours il est entièrement guéri, tandis que son *vrai* médecin s'imagine que la guérison est due à sa drogue. Car dans la crainte de le blesser, on lui cache le mouvement de *conversion à droite.*

Mademoiselle Marie Ri..., est atteinte d'anémie, de palpitation et de céphalalgie avec obscurcissement de la vue. A ces maux il faut joindre un complet désordre dans ses menstrues et un appétit dépravé. Réduite à l'état de squelette, elle garde continuellement son lit. Tout fait pressentir une fin prochaine. Par l'entremise d'un ami, elle s'adresse au docteur Espanet, et en moins de 20 jours sa santé redevient florissante à la grande surprise de toutes ses connaissances. Son *vrai* médecin ne l'avait plus visitée depuis 7 mois, ou plutôt on avait renoncé à ses visites et à ses fioles noires.

Madame Bl..., affectée d'un rhumatisme à la matrice, passe 32 jours dans l'insomnie et dans des souffrances atroces. Son *vrai* médecin, sans se prononcer sur le *genre* ou *l'espèce* de son mal, l'abandonne et ne reparaît plus. Une dame de distinction, s'apitoyant sur son état, amène à ses frais au lit de la patiente un homœopathe. La première cuillerée de bryone est donnée à 5 heures ; à 7 heures du soir, la malade s'endort pour ne se réveiller qu'à 7 heures du lendemain matin, et en moins de deux jours, elle est debout, complètement guérie. Et son *vrai* médecin? il se fait payer comme si... Je m'arrête, pour répondre à un autre grief.

L'homœopathie, dites-vous, à l'avant-dernière page, n'est pas dangereuse par elle-même, mais elle fait perdre un temps précieux, etc.

Eh bien ! je puis affirmer avec droit que l'allopathie au contraire est très dangereuse par elle-même, et hâte les *catastrophes.*

En voici quelques preuves entre MILLE.

Un de mes amis, M. Arn... avait deux jeunes enfants ; il appela le docteur Cabissol pour soigner le premier tombé malade :

celui-ci le traita par une potion de belladone, de zinc et de va-
lériane amalgamés ensemble ; l'enfant mourut au bout de 4
jours. Le second, après une légère chute, parut inquiet et souf-
frant. Le même médecin est mandé ; même potion. M. Arn...
voyant que l'enfant ne se portait pas mieux, lui demanda s'il ne
craignait pas que ces trois substances ne se neutralisassent dans
le corps de l'enfant. *Oh! non, j'ai mis du zinc exprès*. L'enfant
mourut au bout de 48 heures, en dépit du zinc.

Madame Honorine R... à Marseille, se plaignait de névralgies
violentes ; son *vrai* médecin croit pouvoir en triompher par le
chloroforme... Madame R... meurt. Son oncle, professeur à
l'hôpital de la marine de Brest, écrivit à son frère, beau-père de
la jeune dame : « Je vous recommande de vous abstenir de toute
drogue prescrite par mes confrères... » Des motifs délicats à
relater m'empêchent de reproduire le pourquoi de sa recom-
mandation.

Madame E. G., après avoir été soulagée, grâce à l'homœopathie, d'une affection qui s'était montrée rebelle 19 mois au
traitement du *vrai* médecin, se sentant mieux, s'avise de faire
un voyage. Un médecin étranger, fort en renom dans l'Auver-
gne, lui conseille la digitale à haute dose, et elle meurt empoi-
sonnée par cette substance. J'en ai l'attestation du dernier médecin qui, dès sa première visite, établit devant les parents
réunis son diagnostic et son pronostic (1).

Je voudrais bien évoquer une prompte *catastrophe*, la mort
de M. C. A. de... à la suite de trois purgatifs prescrits par un
partisan de la méthode *directe* et *énergique*. Ce *vrai*, aux abois,
fit appel à deux très vrais de la marine qui arrivèrent chacun

---

(1) A ce sujet, il ne sera pas hors de propos de raconter une anecdote médicale
de fraîche date. Madame L.. de Toulon venait d'accoucher ; elle était en danger :
deux *vrais* médecins de la marine sont appelés ; ils se regardent et, dans leur impuissance, ils proposent une ouverture à l'abdomen pour délivrer la jeune dame d'un
je *ne sais quoi* laissé par l'accoucheur... Désespoir du mari (j'abrège les détails du
débat de famille). Le Dr Char... est appelé sur les conseils d'une garde-malade qui
avait beaucoup à s'en louer ; cet éminent médecin qui, certes, n'est pas le *vrai*, se
fait fort de sauver la dame sans opération, dans 15 jours. Le succès justifie pleï-
nement sa promesse. Je m'abstiens de toute réflexion sur les *vrais*.

avec une drogue. Malheureusement, *c'était trop tard*. Mais je m'arrête ; je craindrais de trop accentuer. J'ai pris la plume pour défendre l'homœopathie méconnue et non pour me livrer à des personnalités.

Est-ce assez ? N'est-ce pas, M. le Professeur, que *les acqui-sitions de la pharmacodynamie allopathique ont atteint des proportions inénarrables*, ainsi que vous le dites avec tant d'emphase?

Voici maintenant pour la bonne bouche.

L'anecdote du médecin polonais — *savant botaniste* — si complaisamment accueillie par vous, n'honore ni votre perspi-cacité, ni vos connaissances en homœopathie. On n'est pas *médecin* homœopathe, parce qu'on se donne pour tel. Et votre polonais était dans ce cas.

Si vous connaissiez la difficulté de préparer les globules homœopathiques, et les *différentes dilutions*, vous n'auriez pas admis que le polonais les préparait lui-même avec les plantes qu'il récoltait. Et les minéraux et les métaux, les récoltait-il? Les préparait-il aussi ?

Demandez-en plutôt aux frères Catellan à Paris, et vous ap-prendrez de ces savants pharmaciens les minutieuses précautions qu'exigent les préparations homœopathiques.

2° Si vous étiez au courant de la thérapeutique nouvelle, vous sauriez que *jamais* un médecin ne fait *flairer* tous les 15 jours UN globule que vous appelez *Calcar* (1) !

Et puis quelle conclusion légitime peut-on en tirer ? Votre malade était condamné d'avance par le *vrai* médecin, ainsi que le fait entendre votre amusant raconteur. Quelle logique, quelle bonne foi! En admettant la qualité du *polonais,* il a eu plus d'esprit que votre chirurgien major, en lui laissant toute la res-ponsabilité du cas.

A plaisanterie plaisanterie et demie.

(1) M. Ollivier ignore jusqu'à notre nomenclature. Plus haut, jaloux de vouloir se donner pour un homme entendu dans la partie, dit *calcaria* Le latin est mal soi-gné à l'hôpital de Toulon !

L'autre anecdote n'est pas de meilleur aloi :

La femme de votre ambassadeur, en Grèce, intervient pour traiter homœopathiquement son automédon, mais en vain. Et de son insuccès vous inférez contre notre doctrine, quoi? Votre madame était-elle un docteur en médecine?

On conviendra que de pareilles sornettes ne sont pas dignes de la science.

Enfin comment qualifier votre seul et unique essai, lorsque vous vous vantez de n'avoir administré que des *pilules de mie de pain* à un hypocondriaque, qui de votre aveu *n'avait pas la maladie*, dont il *croyait* être affligé (1) ? Et puis, chantant victoire, vous vous écriez : « *J'ai fait de l'homœopathie sans globules ! La foi fait tout : crede et salvus eris.* »

Non, M. le Professeur, la loi homœopatique ne demande pas à être acceptée sur la parole du maître ; elle ne provoque pas un acte de foi ; elle sollicite un examen sérieux, approfondi, dont tous les allopathes routiniers se déclarent incapables (2).

Ah ! maintenant je comprends toute la portée de ces mots du docteur Chargé dans sa remarquable préface de son dernier ouvrage :

« Je ne pense pas qu'il se soit jamais élevé contre l'homœopathie une *seule* voix sérieuse et autorisée. »

Néanmoins la pénible et fâcheuse impression que j'ai éprouvée en vous lisant, a trouvé un peu de compensation dans le témoignage que vous arrache la force de la vérité.

« Hahnemann, dites-vous, a contribué à la connaissance physiologique des agents de la matière médicale. Il a fait mieux connaître la marche naturelle des maladies ; il a permis de réviser la doctrine des jours critiques et décrétoires, et d'arriver enfin à une appréciation *plus rationnelle des propriétés des médicaments, de la puissance de l'art et des sources d'indications thérapeutiques* (§ 3). »

Cela me suffirait, M. le Professeur, pour regarder Hahnemann comme le bienfaiteur de l'humanité.

---

(1) Plaisanterie renouvelée de Trousseau... C'est du *réchauffé*.

(2) Le D' Martin, un homme fait pour le progrès, me disait : « c'est beau et juste, j'en conviens ; mais c'est trop d'étude..., recommencer à mon âge ! » Voilà qui est loyal au moins. Le D' Lordat, de Montpellier, a tenu le même langage.

Mais vous nous auriez donné une haute preuve de loyauté et de droiture, si vous aviez eu le courage d'ajouter que MM. les allopathes ont emprunté aux homœopathes bien des remèdes — la belladone, l'arnica, l'aconit, la bryone, etc., — et que votre Dr Dechambre a été *surpris la main dans le sac d'Hahnemann* pour la rédaction de son dictionnaire encyclopédique, selon le pittoresque langage du Dr Gailliard. La vérité, M. le Professeur, est comme le soleil ; elle devient sensible même à ceux qui ferment obstinément les yeux.

Les Physiologistes et les Médecins ne pourront faire un pas dans le domaine des découvertes sans se convaincre que Hahnemann les avait devancés en tout. La honte de l'avoir méconnu, ridiculisé, insulté, étouffera leur voix, mais tôt ou tard, la postérité plus équitable reconnaîtra que, dans la science médicale, il n'est pas de sillon que ce grand réformateur n'ait fécondé des rayons de son génie.

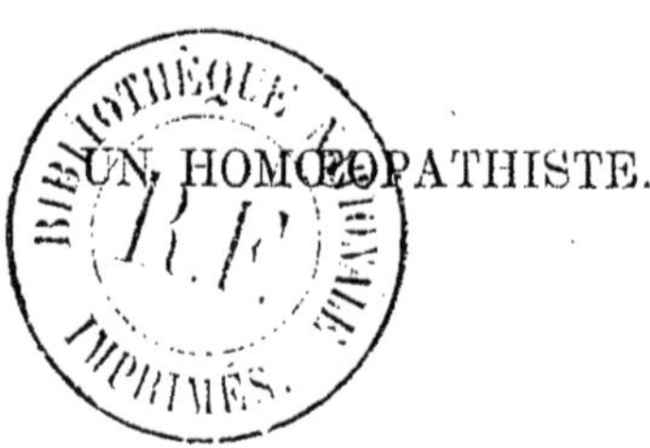

UN HOMŒOPATHISTE.

www.ingramcontent.com/pod-product-compliance
Ingram Content Group UK Ltd.
Pitfield, Milton Keynes, MK11 3LW, UK
UKHW021018120726

13693UKWH00005B/2056